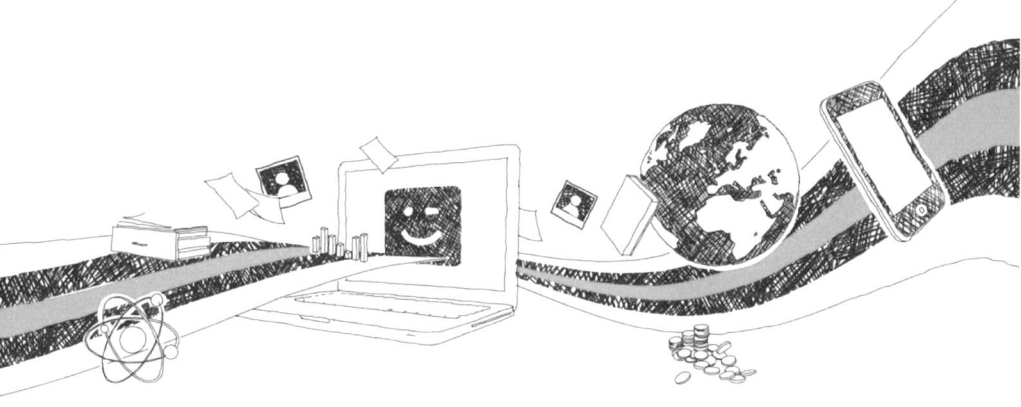
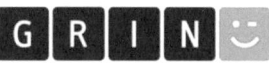

Fabian Renger

Der Umsatz im MVZ unter Unternehmensführungsgesichtspunkten

GRIN Verlag

Bibliografische Information der Deutschen Nationalbibliothek:

Die Deutsche Bibliothek verzeichnet diese Publikation in der Deutschen National-
bibliografie; detaillierte bibliografische Daten sind im Internet über http://dnb.d-
nb.de/ abrufbar.

Impressum:

Copyright © 2012 GRIN Verlag GmbH
Druck und Bindung: Books on Demand GmbH, Norderstedt Germany
ISBN: 978-3-656-34086-7

Dieses Buch bei GRIN:

http://www.grin.com/de/e-book/206833/der-umsatz-im-mvz-unter-unternehmens-
fuehrungsgesichtspunkten

Der Umsatz im MVZ unter Unternehmensführungsgesichtspunkten

Fabian Renger, M.A.

Zusammenfassung:

Mit der Einführung Medizinischer Versorgungszentren (kurz: MVZs) im Zuge der Gesundheitsreform 2004 hat der Gesetzgeber einen weiteren entscheidenden Schritt unternommen, dem enormen Kostenanstieg auf dem deutschen Gesundheitsmarkt entgegenzutreten, ohne dabei einen Qualitätsverlust, bei der medizinischen Versorgung riskieren zu wollen.[1]

Acht Jahre danach haben sich in Deutschland mittlerweile über 1.000 MVZs etabliert; sie sind aus der medizinischen Versorgungsstruktur nicht mehr wegzudenken. Zum einen, weil die Synergieeffekte aus diesen Kooperationsformen klar erkennbar sind; zum anderen, weil die Vorteile z.B. aus der fachübergreifenden Tätigkeit unter einem Dach klar zu Tage treten oder auch die Flexibilität der Ärzte durch diese Struktur gefördert wird.

---

[1] Vgl. Lindlar, (2007), Management Medizinischer Versorgungszentren, Arbeitsbericht Nr. 9, Köln, URL:

http://www.econbiz.de/archiv/k/uk/sgesundheit/management_medizinischer_versorgungszentren.pdf, (Stand: 14.11.2012)

Inhaltsverzeichnis:

1 Unternehmensführung in Medizinischen Versorgungszentren............................ 3

1.1 Der Umsatzprozess im MVZ 4

1.2 Effektivitäts- und Effizienzüberlegungen zum MVZ aus der Prozessperspektive 5

1.3 Aspekte der Geschäftsführung im MVZ 6

1.4 Überlegungen zum Umsatz im MVZ 7

2 Gesichtspunkte der Führung im MVZ 10

3 Literatur... 12

1 Unternehmensführung in Medizinischen Versorgungszentren

Das Management von MVZs hat die Aufgabe, das System des MVZs zu gestalten, zu steuern und zu führen. Die Tätigkeit bzw. der Prozess der Willensbildung und –durchsetzung ist dabei von großer Bedeutung. Es ist daher zu begreifen als „…zielorientierte Gestaltung, Steuerung und Entwicklung des soziotechnischen Systems Unternehmung MVZ in sach- und personenbezogener Dimension."[2]

Demgegenüber steht die Sichtweise auf das Management als Institution. Diese betrachtet die Träger der Managementtätigkeiten, d.h. die Positionen bzw. Stellen des Systems sowie die Personen, welche diese Stellen ausfüllen. Manager sind Personen, die aufgrund rechtlicher und organisatorischer Regelungen auf den verschiedenen hierarchischen Ebenen eines Unternehmens die Befugnis besitzen, anderen Mitarbeitern Weisungen zu erteilen. Sie übernehmen die Aufgaben der Mitarbeiterführung und der Prozesssteuerung.[3]

---

[2] Vgl. Eckardt, (2011), Business Management – Angewandte Unternehmensführung / Begrifflich-methodische Grundlagen und Fallstudien, S. 22-23, 3. Aufl., Göttinger Handelswissenschaftliche Schriften, zit. in: Hopfenbeck, (2002), Allgemeine Betriebswirtschafts- und Managementlehre, S. 240

[3] Vgl. Eckardt, (2011), S. 22-23

4

1.1 Der Umsatzprozess im MVZ

Der Umsatzprozess im MVZ stellt einen komplexen und häufig sehr individuellen Prozess dar. Dieser lässt sich jedoch auf einer bestimmten Ebene für alle MVZs generalisieren und abstrahieren. Im Wesentlichen verbleibt schließlich die folgende schematische Darstellung:

Phase 1: Beschaffung von finanziellen Mitteln auf dem Kredit- und Kapitalmarkt

Phase 2: Bereitstellung der medizinischen Geräte und des Ortes, an dem das MVZ seine Tätigkeit vollziehen soll

Phase 3: Organisation der notwendigen medizinischen Arbeitsleistungen (Ärzte, Fachpersonal)

Phase 4: Kommunikation des MVZs nach außen, Aufnahme des medizinischen Betriebes

Phase 5: Rückzahlung der finanziellen Mittel bei gleichzeitiger Aufrechterhaltung bzw. beim Ausbau des medizinischen Betriebes[4]

---

[4] Vgl. Eckardt, (2011), S. 23

1.2 Effektivitäts- und Effizienzüberlegungen zum MVZ aus der Prozessperspektive

Bei der Prozessperspektive stehen alle Praxisabläufe im Mittelpunkt, um die notwendigen Ziele des MVZ zu erreichen. Hierfür ist eine Ablauforganisation notwendig, mit der die medizinische Qualität der Leistung, der ökonomisch sinnvolle Ablauf der einzelnen Arbeitsschritte und die Aktionen der Beteiligten sowie die am Behandlungsprozess und dem Praxisservice orientierten Einzelmaßnahmen von der Anmeldung bis zur Entlassung der Patienten abgebildet werden. Dadurch ist es möglich, sich z.b. unnötige Wege, Mehrfachtätigkeiten ohne Mehrwert, vermeidbare Wartezeiten, divergierende Messergebnisse usw. zu ersparen. Hierbei kommen auch Aspekte der Kundenorientierung in den Fokus der Betrachtung. Als sinnvolle Ergänzung können für solche Situationen im MVZ normative, strategische und operative Managementmodelle dienen. Wenn es darum geht, Prozesse zu erfassen, ist natürlich auch ein gut strukturiertes Qualitätsmanagementsystem von Nutzen. Betriebswirtschaftliche Tools, wie z.B. eine SWOT-Analyse, können

6

zusätzlichen Erfolg bringen, wenn sie mit der besonderen Situation des MVZs als medizinischem Unternehmen harmonisiert werden.[5]

1.3 Aspekte der Geschäftsführung im MVZ

Die Situation der Geschäftsführung in einem MVZ ist entscheidend durch die konkrete Inhaberkonstellation determiniert. Die Geschäftsführung kann unterstellt sein:

- einem Alleininhaber
- einer Gesellschaftsgruppe
- dem Träger eines Krankenhauses
- einer Kapitalgesellschaft

Es sind also höchst unterschiedliche Konstellationen und Organisationsformen denkbar, in denen die Geschäftsführung ihre Tätigkeit ausübt.

Von der selten vorkommenden Ausnahme abgesehen, in denen die Geschäftsführung mit der Person des Alleininhabers zusammenfällt und

---

Vgl. Warth, (2011), Effektivitäts- und Effizienzpotentiale medizinischer Versorgungszentren (MVZ) – Eine systematische Analyse von Möglichkeiten und Grenzen in der Gesundheitsversorgung, GRIN Verlag

deshalb ohne interne Beschränkungen handeln kann, hat die Geschäftsführung eines MVZs strikt die ihr übertragenen Entscheidungsbefugnisse und Aufgabenbereiche zu beachten.[6]

Managementbereiche in Versorgungseinrichtungen und speziell ärztliche Managementfunktionen verlangen nach bestimmten Lösungsansätzen, wie sie der Einsatz unterschiedlicher Führungsstile bieten kann. Die Vielfalt an Führungsstilen (z.B. autoritär vs. kooperativ) ist aus den Bereichen der Betriebswirtschaftslehre hinlänglich bekannt. Sie gründen auf der Idee, dass Führungsinstrumente optimal eingesetzt werden sollten. Betrachtet man die Zielsetzung, ist es wichtig, dass insbesondere im medizinischen Bereich nur die Qualitätsoptimierung der Patientenversorgung als ethisches Grundprinzip gelten sollte.[7]

1.4 Überlegungen zum Umsatz im MVZ

Im Rahmen und zur Steuerung des betrieblichen Umsatzprozesses im MVZ hat der MVZ-Manager eine Vielfalt an unterschiedlichen Aufgaben und Problemen zu bewältigen.

---

[6] Vgl. Frielingsdorf, (Hrsg.), (2009), Professionelle Leitung eines MVZ – Komprimiertes Hintergrundwissen zu Management-Aufgaben im MVZ

[7] Vgl. Distler, (2010), Die Einführung Medizinischer Versorgungszentren und ihre Auswirkungen auf den Arzt als Freiberufler, S. 1

Der Prozess der Unternehmensführung und Steuerung des MVZs orientiert sich an den vier grundlegenden betriebswirtschaftlichen Phasen:

- Planung
- Entscheidung
- Aufgabenübertragung/Ausführung
- Kontrolle

Planung wird als zentrale Funktion der Unternehmensführung und des Managements gesehen und lässt sich beschreiben als die gedankliche Vorbereitung zielgerichteter Entscheidungen.

Die Entscheidung beinhaltet die Auswahl und die Festlegung von Handlungsalternativen.

Dies beinhaltet:

- das Festlegen von Zielen

- das Treffen von Zielerreichungsentscheidungen

- zur Steuerung innerbetrieblicher Prozesse und

- zur Abstimmung überbetrieblichen Verhaltens (z.b. MVZ-Kooperationen, MVZ-Unternehmenszusammenschlüsse.[8]

Bezüglich der Aufgabendelegation bzw. –ausführung erfordert die Ausübung der Geschäftsführung im MVZ einerseits ein breites kaufmännisches Wissen, wie es auch für vergleichbare Unternehmen mittlerer Größe notwendig ist, etwa aus Betriebswirtschaft, Steuerrecht und Personalwesen, und andererseits zusätzliche fachspezifische Kenntnisse aus den Bereichen Medizin, Kassenrecht und über die Regeln ambulanter Patientenversorgung.

Wie aus den Ergebnissen der durchgeführten empirischen Studie ersichtlich wurde (vgl. Kap. 5), sind MVZs in der Regel größere Organisationen. Ihre jährlichen Erlöse können bei etwa 300.000,- € beginnen, überschreiten aber oft 1.000.000,- Euro. Anders als in normalen Arztpraxen, in denen kaufmännische und administrative Aufgaben mit einem ehr niedrigen Professionalisierungsgrad erfüllt werden, ist ein solches Vorgehen in einem MVZ nur schwer vorstellbar. Für den erfolgreichen Betrieb eines MVZ ist ein professionelles Management notwendig.[9]

---

[8] Vgl. Eckardt, (2011), Business Management – Angewandte Unternehmensführung / Begrifflich-methodische Grundlagen und Fallstudien, S. 23

[9] Vgl. Frielingsdorf, (Hrsg.), (2009), Professionelle Leitung eines MVZ – Komprimiertes Hintergrundwissen zu Management-Aufgaben im MVZ, S. 234

2 Gesichtspunkte der Führung im MVZ

Da in einem MVZ die Träger-, Zulassungs- und Betriebsebene genau voneinander zu trennen sind,[10] ermöglicht es Leistungserbringern, Träger eines MVZ zu sein, ohne dass diese selber dort beruflich tätig werden müssen.[11] Bezüglich dieser Drittbeteiligungsproblematik sind besonders MVZ-Konstruktionen strittig, in denen zwar im MVZ beruflich tätige Vertragsärzte auch auf der Trägerebene beteiligt sind, nach den gesellschaftsvertraglichen Vereinbarungen aber die nichtärztlichen MVZ-Gesellschafter übermäßig am Ertrag des MVZs partizipieren, ohne selbst im MVZ ärztlich tätig zu sein. Sie fungieren also als Kapitalgeber und erhalten als Gegenleistung eine Beteiligung am Erlös. Wirtschaftlich gesehen ist

---

[10] Vgl. Köbler, (2011), Die Beteiligung Berufsfremder an Arztpraxen, Apotheken und anderen Heilberufsunternehmen, S. 64, Schriften zum Gesundheitsrecht, Band 23, Duncker & Humblot, zit. nach: Quaas, Zuck, (2004), Medizinrecht, S. 704; Dahm, in Dahm et al., Rechtshandbuch: Medizinische Versorgungszentren, S. 57; Schulz, Schulte, (2006), Medizinische Versorgungsform, in: RPG, S. 97, Lindenau, (2005), Medizinische Versorgungszentren, in: GesR 2005, S. 11

[11] Vgl. Köbler, (2011), S. 64, zit. nach: Lindenau, (2005); Zwingel, Preißler, (2008), Ärzte-Kooperationen und Medizinische Versorgungszentren, S. 113; Rau, (2004), Neue gesellschaftsrechtliche Organisationsformen ärztlicher Tätigkeit, S. 640-642, in: DStR

11

diese Situation mit der einer stillen Gesellschaft oder eines patriarchischen Darlehens konvergierend.[12]

Rechtliche Aspekte können hier, z.b. im Falle einer unverhältnismäßigen Gewinnabschöpfung durch die nichtärztlichen Gesellschafter in dem Sinne akut werden, dass eine Nähe zum unzulässigen Fremdbetrieb entstehen kann.[13]

---

[12] Vgl. Köbler, (2011), S. 64-65, Ratzel, (2004), in: ZMGR, S. 63-64

[13] Vgl. Köbler, (2011), S. 65, Ratzel, (2005), in Dahm et al., S. 143

12

3 Literatur

Dahm, F.-J., in: Dahm, F.-J., Möller, K.-H., Ratzel, R., (2005), Rechtshandbuch: Medizinische Versorgungszentren, Springer, Berlin, Heidelberg, S. 57

Dahm, F.-J., Möller, K.-H., Ratzel, R., (2005), Rechtshandbuch: Medizinische Versorgungszentren, Springer, Berlin, Heidelberg, S. 143

Distler, B., (2010), Die Einführung Medizinischer Versorgungszentren und ihre Auswirkungen auf den Arzt als Freiberufler, (Diss. Uni Erlangen-Nürnberg), Schriftenreihe Gesundheitsmanagement und Medizinökonomie, Dr. Kovac, Hamburg, Band 11, S. 1

Eckardt, (2011), Business Management – Angewandte Unternehmensführung / Begrifflich-methodische Grundlagen und Fallstudien, 3. Aufl., Göttinger Handelswissenschaftliche Schriften, S. 22-23

Frielingsdorf, O., (Hrsg.), (2009), Professionelle Leitung eines MVZ – Komprimiertes Hintergrundwissen zu Management-Aufgaben im MVZ, ecomed MEDIZIN, Verlagsgruppe Hüthig Jehle Rehm

Hopfenbeck, (2002), Allgemeine Betriebswirtschafts- und Managementlehre, S. 240, Aufl. 14a, Verlag Moderne Industrie

Köbler, S., (2011), Die Beteiligung Berufsfremder an Arztpraxen, Apotheken und anderen Heilberufsunternehmen, Schriften zum Gesundheitsrecht, Band 23, Duncker & Humblot, Berlin, S. 64

Lindenau, L., (2005), Medizinische Versorgungszentren – Gesetzesanspruch und Zulassungswirklichkeit – Vorschläge zur Änderung von § 95 SGB V, in: Gesellschaftsrecht, (GesR), S. 11

Lindlar, K., (2007), Management Medizinischer Versorgungszentren, Arbeitsbericht Nr. 9, Köln, URL:

http://www.econbiz.de/archiv/k/uk/sgesundheit/management_medizinischer
_versorgungszentren.pdf, (Stand: 14.11.2012)

Quaas, M., Zuck, R., (2004), Medizinrecht, S. 704, C.H. Beck Verlag, München

Ratzel, R., (2004), Medizinische Versorgungszentren, S.63-64, Zeitschrift für das gesamte Medizin- und Gesundheitsrecht, (ZMGR)

Rau, S., (2004), Neue gesellschaftsrechtliche Organisationsformen ärztlicher Tätigkeit, Deutsches Steuerrecht, (DStR), S. 640-642

Schulz, C., Schulte, H., (2006), Medizinische Versorgungszentren – Zukunftsweisende Versorgungsform, in: Recht und Politik im Gesundheitswesen, (RPG), S. 97

Warth, A., (2011), Effektivitäts- und Effizienzpotentiale medizinischer Versorgungszentren (MVZ) – Eine systematische Analyse von Möglichkeiten und Grenzen in der Gesundheitsversorgung, GRIN Verlag

Zwingel, B., Preißler, R., (2008), Ärzte-Kooperationen und Medizinische Versorgungszentren, Deutscher Ärzte-Verlag, 2. Aufl., S. 113, Köln

II Zum Autor

Fabian RENGER, M.A. in Management / International Business; geboren 1979; Studium der Betriebswirtschaftslehre in Bamberg, Leipzig, Aalen, Seminarstudium in St. Gallen; seit 2009 Leiter der Controlling-Abteilung im MVZ Ärztepartnerschaft Dr. Renger, Dr. Becker in Heidenheim.

Forschungsschwerpunkte: Controlling in Medizinischen Versorgungszentren, Typologieentwicklung, Human Resources Solutions